TRAITEMENT

DE LA GOUTTE

ET DES

RHUMATISMES

AIGUS ET CHRONIQUES.

AUCH

IMPRIMERIE ET LITHOGRAPHIE FÉLIX FOIX
rue Balguerie.

—

1864

MANIÈRE

DE PRENDRE LE SIROP ANTI-GOUTTEUX.

On fera une tasse d'infusion avec deux gros de fleurs de tilleul et de l'eau bien bouillante, de la même manière qu'on procède pour le thé; on passera, et l'on y ajoutera quatre cuillerées à soupe de sirop anti-goutteux. Cette boisson devra être prise le soir, avant de se coucher, pendant quatre jours consécutifs et à la même heure.

Pendant ce traitement, et surtout après avoir pris le mélange indiqué ci-dessus, il faut avoir soin de se tenir bien couvert, et ne pas changer de linge si l'on est en état de transpiration.

TRAITEMENT

DE

LA GOUTTE ET DES RHUMATISMES.

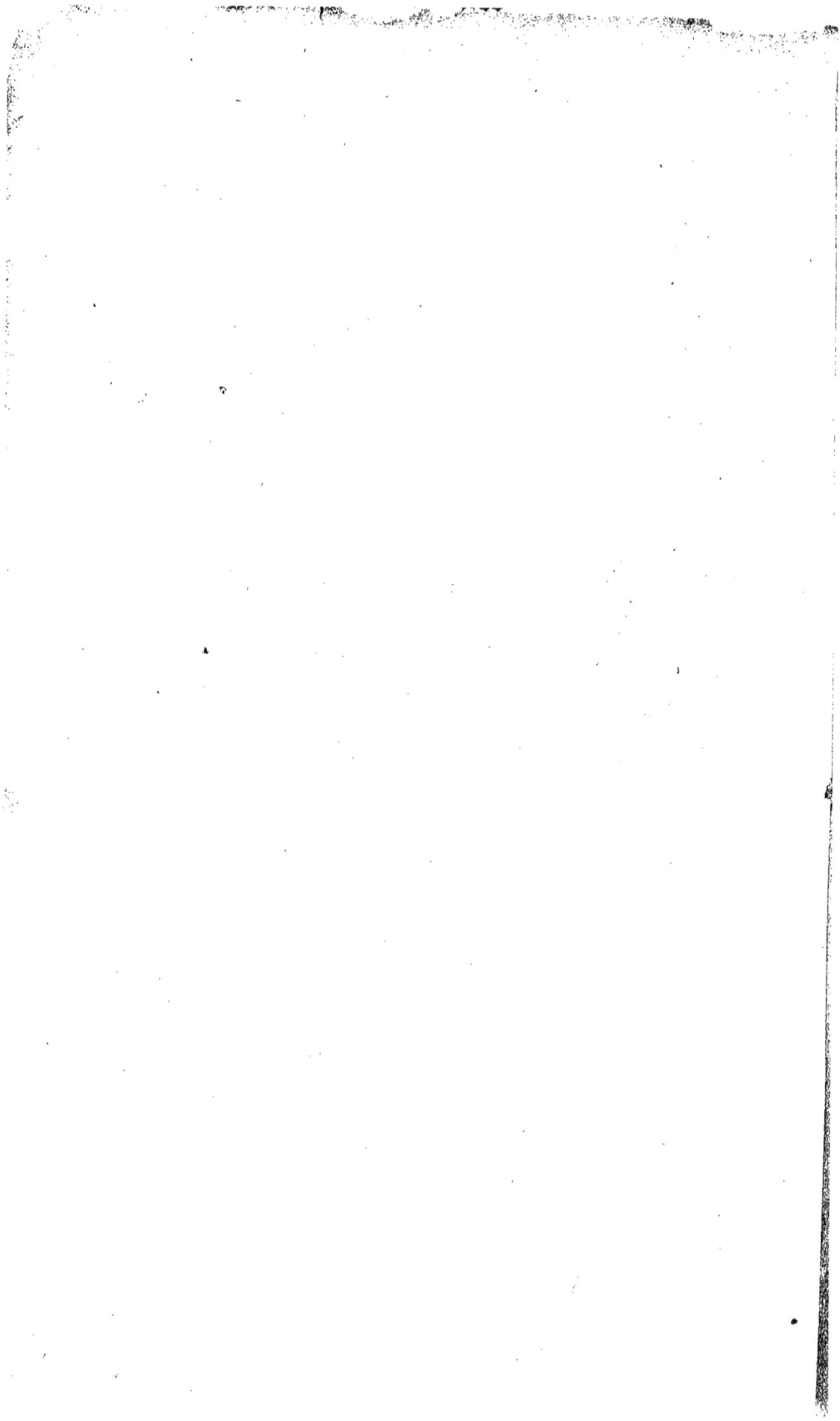

TRAITEMENT

DE LA GOUTTE

ET DES

RHUMATISMES AIGUS ET CHRONIQUES

PAR LE

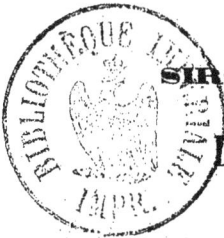

SIROP ANTI-GOUTTEUX

DE THÉODORE BOUBÉE

Pharmacien à Auch.

Breveté S. G. D. G.

DIX-NEUVIÈME ÉDITION.

AUCH

IMPRIMERIE ET LITHOGRAPHIE FÉLIX FOIX, RUE BALGUERIE.

1864.

1866

AVIS ESSENTIEL.

Je dois prémunir les goutteux contre une suggestion que se permettent quelques pharmaciens qui, lorsqu'on leur demande du Sirop Anti-Goutteux de Boubée, disent au public que la formule de ce Sirop est connue, qu'ils peuvent le préparer aussi bien que l'auteur, ce qui est faux.

Les goutteux comprendront aisément que je ne suis nullement responsable d'un Sirop Anti-Goutteux qui leur serait ainsi délivré. Je sens, de mon côté, le préjudice que ces falsifications peuvent apporter à la réputation de mon Sirop. C'est à eux de bien s'assurer de son identité.

Prix de la demi-bouteille de Sirop anti-goutteux :

A l'étranger. . . . . 15 fr.

En France. 12

Les personnes qui feront usage de ce médicament sont instamment priées de faire bien attention à la signature apposée sur l'étiquette, qui doit être la même que celle de l'auteur posée ci-bas : *cette signature faite de ma main;*

De bien examiner les bouteilles qui leur seront remises; voir que le cachet, incrusté sur verre, soit semblable à celui posé sur le goulot;

Enfin, elles sont aussi invitées à briser les bouteilles vides.

La contrefaçon de ce médicament qui est chaque jour tentée soit en Belgique, soit en France, soit dans les colonies, en même temps qu'elle nuit à la réputation d'un médicament si précieux et unique dans ses effets, trompe l'attente des goutteux que les douleurs accablent. On l'évitera en prenant les précautions que j'indique et en me signalant les auteurs de ces fraudes.

L'Auteur,

AVANT-PROPOS

A la fin de la dernière édition, je crois devoir prévenir mes lecteurs des changements que je me propose de faire dans la présente, changements essentiels que l'expérience m'a démontrés aussi urgents qu'efficaces, et qui se rapportent tous à la manière d'user du Sirop anti-goutteux et à des modifications importantes dans le traitement.

Des personnes, en me faisant les plus grands éloges de mon Sirop anti-goutteux et des effets qu'elles en avaient obtenus, se plaignaient de la difficulté de le prendre entièrement; j'ai paré à cet inconvénient, et l'expérience a démontré qu'administré en lavements, il ne perdait rien de son efficacité.

D'autres se sont aussi plaints de ce qu'après la cessation des douleurs l'engorgement et l'atonie des parties persistaient encore quelque temps. Un liniment que je prescris pare à cet inconvénient, et je suis heureux de pouvoir annoncer que j'ai vaincu ces deux difficultés, les seules qui aient mérité quelques objections.

Dorénavant, il demeure établi que mon traitement est le seul qui mérite de la confiance, le seul dont les effets soient persévérants, le seul qui ait résisté à une expérience de vingt-cinq années, le seul enfin qui ait ébranlé l'hostilité des grands corps médicaux.

Si, en effet, on se donne la peine de jeter les

yeux en arrière, ne voit-on pas un nombre immense, de moyens préconisés, brevetés contre la goutte, morts, ensevelis, tandis que le Sirop anti-goutteux s'est répandu dans le monde entier où il gagne toujours en réputation et en succès.

Ne voit-on pas, dans les grandes villes, des médecins, autrefois tous hostiles, maintenant ramenés par leur expérience, prescrire eux-mêmes un médicament qui a acquis un rang incontestable dans la thérapeutique, et ne voyons-nous pas une grande partie de nos hauts fonctionnaires civils et militaires devoir leur activité aux affaires publiques à l'usage de ce précieux remède?

Un tel succès, je le soutiendrai de tous mes efforts, et je profiterai avec ardeur de toutes les circonstances qui m'indiqueront soit des modifications, soit des améliorations dans ce traitement.

Depuis trente-six années que le Sirop anti-goutteux a fait son apparition dans le monde, quel changement s'est opéré dans les esprits! Qui oserait dire maintenant qu'il n'est pas de remède contre la goutte? Les opinions les plus réfractaires ne sont-elles pas ramenées à des idées plus saines, plus logiques? Les médecins les plus illustres de Paris, les princes incontestés de la science médicale, MM. Andral, Velpeau, Leroy-d'Etiolles, Heller, Ducros, n'ont-ils pas adopté le Sirop anti-goutteux de Boubée dans leur pratique, et aujourd'hui même, M. Cloquet, médecin en renom à Paris, maintenant médecin du roi des Perses, n'a-t-il pas traité la goutte de son illustre client avec ce médicament.

Non, le Sirop anti-goutteux de Boubée ne peut plus avoir de détracteurs.

AVERTISSEMENT.

Les douleurs atroces causées par la Goutte, les ravages produits par cette affection, les moyens nuls de la thérapeutique pour la combattre, faisaient depuis longtemps ma sollicitude particulière. Je connaissais plusieurs préparations prônées avec emphase comme des spécifiques, mais que la raison publique avait depuis longtemps abandonnées, ou par prudence, ou à cause de leur incurie. Je résolus d'étudier cette maladie, d'observer par quels moyens la nature terminait ses paroxismes, quelles étaient les sécrétions interrompues, de quelle nature étaient les concrétions qui se formaient sur les articulations et sur toutes les parties où cette affection avait longtemps exercé ses ravages.

J'étudiai tous les auteurs qui avaient traité cette maladie, et particulièrement Hippocrate, Gallien, Rivière, Fernel, Sydenham, Dessault. Je me pénétrai de leurs doctrines, de leurs théories. Je joignis à cette étude celle des matières médicales de Murray, de Desbois, de Rochefort, d'Alibert, et, pénétré de mon sujet, mais vainement éclairé, je me remis de plus fort à observer la nature.

Je vis que la Goutte venait aux personnes, ou qui en avaient reçu le type de leurs pères, ou chez qui une vie active, des passions immodérées, un appétit vorace, l'habitude des liqueurs fermentées, avaient été subitement remplacés, ou par un régime plus sévère, ou par des habitudes plus sédentaires, ou par plus de modération;

Que les paroxismes s'annonçaient par une cessation subite de l'insensible transpiration, par l'exaltation du système nerveux, par la constipation, par la rareté des urines;

Qu'au contraire, leur déclin était précédé de sueurs locales abondantes, de selles plus fréquentes, d'urines abondantes et sédimenteuses, et accompagné d'un calme réparateur.

Utilisant ces observations, je crus que la différence dans les habitudes, enlevant à l'économie une partie de son énergie, l'inertie du tube intestinal causait et la constipation et la sécrétion des corps calcaires vers le dehors; que les pores obstrués par l'abondance de ces corps n'exhalaient plus la transpiration arrêtée, causaient au dehors une irritation qui interceptait toutes les sécrétions intérieures, et particulièrement celles des urétères.

Avec ces données, je résolus de combiner un traitement qui remplît les conditions suivantes:

1° Que, sudorifique et dépuratif, il rétablît au dehors l'équilibre nécessaire pour procurer d'abord des sueurs abondantes et rétablir ensuite l'insensible transpiration;

2° Que, tonique et léger purgatif, il rendît au tube intestinal son énergie, et facilitât le mouvement péristaltique;

3° Que, diurétique, il irritât légèrement les urétères de manière à procurer leur sécrétion;

4° Que léger anti-spasmodique, il procurât le calme nécessaire à toutes les sécrétions.

Je pensai que, réunissant toutes ces propriétés dans un parfait équilibre, ce médicament ne pouvait manquer d'utilité contre les maladies arthritiques, encore vierges de tout moyen curatif.

Je résolus aussi de lui donner une forme commode et un goût agréable qui ne causât pas de

nouveaux efforts chez des personnes déjà accablées
de douleurs et de souffrances.

Après plusieurs essais, plus je me rapprochais
de la nature, plus mes efforts étaient couronnés de
succès. Enfin, j'ai le bonheur d'offrir au public un
traitement qui ne se dément jamais, et dont les
propriétés, comparées à tous les médicaments qui
l'ont précédé, paraissent incroyables, quoiqu'elles
ne soient que le résultat de l'observation assidue de
la nature.

Il y a quelques années, lorsque ce traitement
n'avait que quelques cures à son appui, les uns
disaient que ses effets n'étaient dus qu'au hasard,
à la disposition heureuse du malade ; d'autres,
que ce n'était qu'un léger palliatif qui diminuait
momentanément les accès pour les produire à des
temps plus rapprochés. De plus sinistres prophéti-
saient ce moyen comme un dérivatif perturbateur,
devant être la source des plus terribles catastro-
phes. Enfin, de plus incrédules niaient et ses propriétés et ses effets.

Qu'est-il arrivé? que ce traitement, malgré ces
fâcheuses prédictions, n'a produit que des effets
salutaires chez toutes les personnes qui en ont
fait usage, terminé les accès en quatre ou cinq
jours, éloigné de deux années les paroxismes chez
celles qui n'en ont pris qu'une seule fois, et chez
d'autres, qui en ont fait un traitement préservatif, évité la moindre douleur dans le retour des
paroxismes.

Que de vieillards qui, depuis longues années,
ne vivaient qu'au milieu des souffrances les plus
cruelles et les plus continues, privés de tout mouvement, mènent aujourd'hui une vie douce et va-
quent à leurs affaires! Et, comme pour contre-
dire le génie du mal, partout ce médicament a

répandu le bien et procuré des résultats bien au-
dessus des espérances de ceux qui l'ont employé.

De tous les temps, les médecins se sont livrés
à une étude approfondie des fonctions du système
dermoïde, considéré comme organe exhalant; ils
se sont d'autant plus attachés à la recherche des
remèdes dits *sudorifiques* qu'ils n'ignoraient pas
que les troubles ou les irrégularités de l'exhala-
tion cutanée sont suivis de maladies graves et
opiniâtres. Ne voit-on pas, en effet, journellement
le reflux de la transpiration à l'intérieur susciter
des diarrhées, des dyssenteries, des hydropisies,
des phlegmasies des membranes et des viscères,
des toux laborieuses, des catarrhes suffocants?
Qu'on ne s'étonne donc pas de l'usage fréquent
des sudorifiques et des cures opérées par ces sortes
de médicaments.

Les maladies contagieuses les plus meurtrières
sont traitées par les méthodes sudorifiques avec
le plus d'avantages. La fièvre jaune, qui fit en
1800 des ravages si effrayants dans l'Andalousie,
trouvait dans les sueurs une cure le plus souvent
salutaire (1). La *Suette anglaise,* qui parut pour
la première fois en 1485 et qui fut tellement meur-
trière que, sur cent malades, quatre-vingt-dix-neuf
périssaient, ne fut maîtrisée que lorsqu'on eut recours aux sudorifiques (2).

M. Desgenettes, qui a si bien observé et décrit
la peste d'Egypte en l'an VII, signale parmi les
moyens qui lui ont réussi pour se prémunir contre
la contagion *un état de moiteur qui lui faisait changer de linge et d'habit.*

(1) Bert. — *Précis historique de la maladie de l'Andalousie,*
p. 193.
(2) Revue Britt. — *Nouvelle doctrine allemande.*

Une maladie nouvelle pour notre vieille Europe, qui s'est manifestée sous des formes variées, en portant partout la dévastation et l'épouvante, maladie dont les progrès sont si rapides et si funestes dans la plupart des individus qu'elle attaque que la médecine est réduite à avouer l'insuffisance de ses ressources, le *Choléra-Morbus* trouvera dans les sudorifiques le seul moyen curatif qui puisse en arrêter les progrès.

C'est par les sueurs, en effet, qu'on peut espérer de voir rompre cette concentration vicieuse des mouvements et des forces, cet état violent de spasme fixé sur les entrailles et qui constitue tout le danger de cette cruelle maladie.

Cette méthode de traitement n'est pas nouvelle; Hippocrate, dans son livre des *Epidémies,* dit qu'un Athénien, attaqué d'un violent choléra, fut guéri en prenant des remèdes sudorifiques. Les médecins qui ont observé ce terrible fléau sur les lieux qu'il vient de parcourir, dans le nord de l'Europe, s'accordent à le regarder comme seul efficace.

Le docteur Pagaretzky et le chirurgien de l'hôpital Saint-Nicolas à Moskou, atteints du choléra-morbus, en ont été délivrés, dès l'invasion de la maladie, par des sueurs critiques (1).

On lit dans le journal anglais *The Observer :*

« Les moyens de guérison qu'on avait employés
» avec succès dans l'Asie contre le choléra-mor-
» bus éurent à Moskou des résultats contraires,
» et la saignée fut funeste dans le plus grand
» nombre de cas; mais un bourgeois de Smolensk
» ayant tenté avec succès les moyens de transpi-
» ration, les médecins suivirent cette méthode,

(1) Pinel.

» et dès lors, dans les plus grands cas, la maladie
» se termina par la guérison. »

Les sudorifiques connus jusqu'à présent ne produisent que des effets lents et insensibles; ils étaient
par conséquent inutiles dans une maladie aussi rapidement mortelle que le choléra, comme ils étaient
de toute nullité dans les affections arthritiques,
ce traitement produisant, au contraire, des effets
prompts et instantanés, tels qu'il en faudrait pour
enrayer subitement les progrès d'une maladie qui
ne laisse le plus souvent que quelques heures à ses
victimes, comme aussi il arrête instantanément les
accès de goutte les plus violents.

TRAITEMENT DE LA GOUTTE

ET DES RHUMATISMES

AIGUS ET CHRONIQUES.

DE LA GOUTTE ET DU RHUMATISME.

La Goutte prend différents noms, suivant les parties qu'elle affecte; *podagra*, si elle est aux pieds; *sciatica*, si elle est à la cuisse; *chiragra*, si elle est aux mains, et *gonagra*, si elle est aux genoux.

Les personnes atteintes par cette cruelle maladie ont ordinairement de grosses têtes, sont d'un tempérament pléthorique, d'une constitution fórte, vigoureuse, et ont tous les signes d'une longue vie. Elle attaque particulièrement ceux qui vivent dans l'aisance, les plaisirs et la mollesse; ceux qui ont fait un usage immodéré des spiritueux et des femmes, et plus particulièrement encore ceux qui, par état, se livrent à des travaux de cabinet journaliers, et qui, délaissant les soins de leur santé, ne font aucun exercice pour la maintenir.

La Goutte ne vient pas seulement aux personnes grasses; elle attaque aussi, quoique moins fréquemment, des gens maigres et fluets. Elle n'attend pas non plus qu'on soit devenu vieux; on l'a quelquefois tout jeune, surtout si l'on en a reçu le germe de ses pères. Elle n'a pas de période aussi réglée chez les personnes âgées que chez les jeunes, parce que la chaleur naturelle et la vigueur du corps étant diminuées, elle ne peut se fixer et s'enraciner si bien sur les articulations. Cependant, au bout d'un certain temps, elle prend une forme régulière et devient périodique, tant par rapport au temps où elle vient qu'à celui que dure le paroxisme; de sorte qu'elle est toujours plus cruelle après qu'elle a fait des progrès que dans le commencement.

La Goutte est une maladie des articulations; elle est régulière ou anomale, et le plus souvent elle dégénère et devient, de régulière, anomale.

La Goutte régulière prend tout à coup sur la fin de janvier ou au commencement de février; elle est ordinairement précédée d'indigestions et de crudités d'estomac, de flatulences, de pesanteurs et d'un engourdissement des cuisses. Le malade dort tranquillement jusqu'au matin, où il est éveillé par une douleur qui se fait sentir au gros orteil ou quelquefois au talon, au gras de la jambe ou à la cheville du pied.

Cette douleur ressemble à celle qu'on éprouverait si un os avait été disloqué; elle est accompagnée d'une sensation pareille à celle que produirait de l'eau chaude versée sur la partie affectée. Ces symptômes sont suivis d'un frissonnement et d'une petite fièvre : la douleur est très supportable d'abord, mais elle prend de l'accroissement d'heure en heure et est dans toute sa force le soir du même jour. Elle se fixe sur les os du tarse et du métatarse, dont elle affecte les ligaments de manière qu'il semble au malade que ces ligaments sont tendus ou déchirés, ou qu'ils sont rongés par les chiens, ou que les membranes de ces parties sont serrées et chargées d'énormes poids, ce qui leur cause une douleur si aiguë qu'ils ne sauraient y supporter le poids de la plus légère couverture. Les os, qui dans toute autre maladie sont insensibles, même lorsqu'on les casse, sont affectés dans celle-ci d'un sentiment si douloureux que des coups de barre de fer, des cordes qui les serreraient fortement, des coups d'épée, des brûlures, leur feraient moins de mal. Le malade passe la nuit dans les souffrances les plus atroces, ne trouvant pas de posture pour la partie affectée.

Le malade n'éprouve du soulagement que vingt-quatre heures après le commencement du paroxisme. Alors il lui survient une sueur pendant laquelle il s'endort, et il s'éveille soulagé ou moins souffrant. La partie affectée est enflée et rouge pendant deux ou trois jours; la douleur augmente le soir et s'apaise le matin. Deux ou trois jours après, elle se porte sur le second pied, l'affecte aussi fortement que le premier, et suivant la même marche; quelquefois même, lorsque l'humeur goutteuse est très abondante, elle affecte les deux pieds à la fois avec la même violence; mais le plus ordinairement elle ne les attaque que l'un après l'autre.

On a coutume d'appeler accès de Goutte une série de ces paroxysmes plus ou moins longs suivant l'âge et la force du malade.

Pendant la première quinzaine, les urines sont d'une couleur foncée et déposent un sédiment rouge et graveleux; le malade, très constipé, ne rend pas par les urines le tiers des liquides qu'il prend. Quand l'accès est sur le point de finir, il éprouve une démangeaison insupportable aux pieds, surtout entre les orteils, qui fait peler la peau. L'accès passé, le malade reprend l'appétit et ses forces plus ou moins vives, selon que l'accès a été plus ou moins violent.

Voilà comment se déclare la Goutte régulière, accompagnée de ses symptômes propres et caractéristiques; mais lorsqu'elle devient anomâle, soit qu'elle ait été irritée par un traitement inconsidéré ou par une longue continuité, et que la nature ne soit plus capable d'expulser l'humeur peccante par les voies ordinaires, les symptômes sont bien différents de ceux que j'ai décrits; car la douleur, au lieu de n'affecter que les pieds, qui sont le siége naturel de cette maladie, se porte aux doigts, aux poignets, aux coudes, aux genoux et autres parties, avec la même violence qu'elle s'est jetée sur les pieds; elle courbe un ou plusieurs doigts en dedans et forme des concrétions tophacées dans les ligaments des articulations. Lorsqu'elle attaque le genou, c'est avec la plus grande violence; elle lui ôte le mouvement et le tient raide comme si on avait enfoncé un clou qui l'attachât à quelque endroit du lit. La moindre secousse, le moindre choc causent au malade des douleurs affreuses, qui ne sont supportables que parce qu'elles passent vite. Chez d'autres, elle s'étend par tout le corps; elle remonte d'abord des pieds aux mains, ce qui est à peu près indifférent, ces parties étant également minces, peu charnues, exposées au froid et éloignées du centre; de là elle monte au coude, aux genoux, gagne jusqu'aux cavités des os innominés qui recouvrent l'os de la cuisse, ou, se détournant un peu, s'introduit dans les muscles du dos, du thorax. Le mal s'étend d'une manière incroyable, s'empare des vertèbres du cou et de l'épine du dos, et va se placer à l'extrémité de l'os sacrum; la douleur attaque les nerfs, les ligaments des jointures et toutes les parties qui couvrent des os et y aboutissent. Cette Goutte irrégulière n'a pas de point fixe : tantôt elle se porte sur le cerveau, les poumons, les reins, mais bien plus particulièrement encore sur les organes de la digestion; l'estomac et les intestins sont les points où elle fixe son siége; l'action qu'elle exerce sur ces parties est des plus graves, et la perte du malade a, jusqu'ici, été regardée comme assurée.

Telle est la description abrégée de cette maladie, des souffrances qu'elle occasionne et des ravages qu'elle exerce. La forme et le but de ce Mémoire m'empêchent de donner plus d'étendue aux diverses affections qu'elle cause sur l'économie humaine, et à ses métastases nombreuses.

DU RHUMATISME.

Le Rhumatisme se fixe sur les aponévroses et sur les membranes qui environnent les muscles. Il n'est pas aussi profondément situé que la Goutte; il n'est pas, comme elle, l'effet d'une organisation innée : c'est un désordre local qui provient de la suppression d'une sécrétion, d'une humeur coagulée par l'effet de la répercussion de l'insensible transpiration, et par la soustraction du calorique de l'économie, par le froid et l'humidité. La douleur qu'il cause est comprimante et gravative, et accompagnée d'un froid sensible dans la partie; il s'annonce sans enflure ni rougeur. L'humeur coagulée qui le produit n'étant pas aussi mobile, il ne fait pas des métastases rapides comme la Goutte. La Goutte, d'universelle devient locale, tandis que le Rhumatisme n'est d'abord que local et ne devient universel que secondairement.

Dans toute partie affectée de Rhumatisme, la pression n'est nullement douloureuse, ce qui est bien différent lorsqu'un organe est enflammé. Dans la plupart des Rhumatismes, même aigus, non-seulement la pression n'est pas douloureuse, mais le malade en éprouve quelquefois du soulagement. C'est une chose étonnante de voir, dans certains cas, comment le plus léger mouvement du membre rhumatisé peut exciter de vives douleurs, tandis que sa compression, même assez forte, n'en détermine aucune.

Le Rhumatisme, même aigu, ne laisse jamais de lésion organique, au moins appréciable à l'observation. Loin qu'il y ait une véritable suppuration, il est douteux que certains épanchements séreux, gélatineux, que l'on trouve sous les aponévroses ou dans les gaînes des tendons, soient le résultat de l'affection rhumatismale qui a précédé. Ajoutons que les tissus musculaires ou nerveux ne paraissent nullement altérés lorsque le Rhumatisme s'est prolongé dans le même organe pendant des mois et des années, car les faits contraires ne sont ni fréquents ni authentiques. Or, conçoit-on une inflammation aiguë ou chronique, persistant un aussi long espace de temps, sans altérer profondément les organes, sans laisser d'évidentes et formidables traces de son existence ? Ceci serait contraire à tous les phénomènes pathologiques observés jusqu'à ce jour. Le Rhumatisme, en changeant de siége, change aussi de dénomination, bien qu'assurément il ne puisse changer de nature. A la tête, il prend le nom de *gravedo*, sans qu'on puisse affirmer s'il existe dans le cuir chevelu, dans les muscles ou le péricrâne; dans les muscles du cou, on le nomme *torticolis;* il devient *pleurodynie*, s'il a lieu dans les muscles pectoraux; mais si de ces derniers il passe dans les muscles dorsaux, il reprend son nom de Rhumatisme; lorsqu'il affecte la région lombaire, on l'appelle *lumbago;* enfin, celui-ci prend le nom de *sciatique,* lorsque la maladie occupe le nerf de ce nom. Car il est inutile de faire remarquer ici les vains efforts de quelques auteurs pour distinguer la sciatique purement nerveuse de la sciatique rhumatismale. Toutefois, il est évident que, dans toutes ces transformations, la maladie ne change nullement de nature, bien que les accidents et la douleur diffèrent en raison de son siége. «Devinez, écrit madame de Sévigné à sa fille, ce que c'est que la chose du monde qui s'en vient le plus vite et qui s'en va le plus lentement; qui vous fait approcher le plus près de la convalescence et qui vous en retire le plus loin; qui vous fait toucher l'état du monde le plus agréable et qui vous empêche le plus d'en jouir; qui vous donne les plus belles espérances et qui en éloigne le plus l'effet; ne sauriez-vous le deviner?... Eh bien! *c'est un Rhumatisme.*

Le Rhumatisme arrive à ceux chez qui le système nerveux est le mieux constitué, lorsqu'ils s'exposent aux grandes variations de l'air, en passant du chaud au froid, et du sec à l'humide; surtout lorsqu'ils habitent dans les lieux bas et malsains. Ces causes produisent le Rhumatisme sans engendrer la Goutte. Ainsi, le Rhumatisme provient de l'action d'une humeur coagulée par des causes purement physiques et fixée sur les aponévroses et les muscles, tandis que la Goutte dépend de l'action d'humeurs viciées, provenant aussi de la suppression de la transpiration, et sécrétées par un estomac faible, avec le concours d'un système nerveux particulier.

Ces deux maladies, dont la cause et le siége sont souvent différents, ont entre elles tant d'analogie que souvent, après plusieurs accès de Rhumatisme, la Goutte se manifeste, et alors c'est le Rhumatisme goutteux. Ce sont deux affections simultanées qui se confondent entre elles et qui exigent un traitement uniforme.

Causes de la Goutte et du Rhumatisme.

En considérant attentivement les symptômes de ces maladies, on voit qu'elles procèdent de la coction d'humeurs entièrement dépravées; car ceux qui y sont sujets sont épuisés par le grand âge, par les infirmités qu'ils ont contractées d'avance par la débauche, par l'usage prématuré et excessif des femmes, par la cessation subite des exercices corporels qui servent à donner de la vigueur au sang et à fortifier le ton des parties solides. Il arrive de là que la partie excrémentielle des sucs qui, auparavant, était expulsée par ces exercices, s'accumule dans ses vaisseaux et fournit un aliment à la maladie.

2

On peut adopter aussi, parmi les causes qui donnent la Goutte, les aliments de difficile digestion qui, pris en grande quantité par des appétits voraces, sont mal digérés par les organes délabrés de personnes affaiblies par l'âge, les habitudes ou le peu d'exercice. Mais c'est surtout à l'usage excessif des liqueurs fermentées qu'il faut attribuer sa cause la plus habituelle. Ces liqueurs détruisent les ferments destinés aux différentes coctions et troublent la coction elle-même. Or, ces ferments détruits, le sang se surcharge d'humeurs, toutes les coctions sont infailliblement dépravées, et les viscères, et surtout l'estomac, obstrués et affaiblis. En même temps que ces causes concourent à l'indigestion, le plus grand nombre tendent à relâcher l'habitude du corps et surtout les muscles et les nerfs, ce qui fait qu'ils s'imbibent facilement des sucs crus et indigestes. Ces sucs, en séjournant dans le sang, y acquièrent une propriété morbifique par l'action de la chaleur qui les fait tomber en putréfaction. La nature étant trop faible chez eux pour corriger ces acrimonies, il en survient une maladie qui occasionne une douleur indicible aux articulations et aux membranes qui couvrent les os.

D'après ce raisonnement, la Goutte est produite par des humeurs viciées, avec prééminence d'urée, d'urate de soude et de calcaire, provenant de la suppression de la transpiration, de la sécrétion acide de l'estomac, avec le concours d'une organisation faible et nerveuse.

Tous les grands maîtres qui, depuis Hippocrate, ont écrit sur cette maladie ont été d'un avis unanime sur cet objet; tous l'ont attribuée à des humeurs viciées, soit pituiteuses, soit bilieuses.

Mais la chimie moderne a déterminé la nature des concrétions produites sur les articulations par cette maladie.

Hippocrate attribue la Goutte à un mélange de pituite et de bile échappées de leurs couloirs naturels et déposées dans leurs articulations, de telle sorte que les tempéraments bilieux et pituiteux y seraient les plus sujets. L'opinion du père de la médecine est si vraie que les goutteux rendent souvent par le canal intestinal une sérosité grise d'une odeur extrêmement fétide, contenant beaucoup d'urée; d'autres fois, l'estomac rejette, soit avant, soit après le repas, des gorgées d'une sérosité claire, très chargée d'albumine. Lorsque ces évacuations cessent, la Goutte les remplace.

Mon père, sujet à la Goutte depuis longues années, avait, tous les soirs, un écoulement de fluides très clairs, provenant du cerveau, avec une sécrétion extrêmement abondante de glandes salivaires; aussitôt que cet écoulement commençait à tarir, la Goutte se prononçait.

Gallien regardait la Goutte comme une simple fluxion d'humeurs pituiteuses.

Rivière avait dit que chez les goutteux le sang sécrétait une humeur saline, acide et corrosive.

Fernel croyait que cette maladie dépendait d'une faiblesse de cerveau qui exsudait une humeur pituiteuse et qui se rendait aux articulations.

Sydenham, qui a le mieux décrit cette maladie dont il était lui-même fortement attaqué, l'attribue à la faiblesse de l'estomac, qui sécrète des humeurs viciées et subtiles, et qui portent leur action sur les articulations et les glandes synoviales.

Boerhaave, avec plus de sagacité, dit que cette maladie provient de l'action d'humeurs viciées sur un système nerveux constitutionnellement faible, et qui manque d'équilibre et d'élasticité.

Dessault dit qu'elle est l'effet d'une suppression de la transpiration; que la nature froide et humide du climat, que l'oisiveté, la luxure, déterminent cette maladie à se manifester et peuvent même la produire, mais ce n'en est ordinairement qu'un des effets.

D'après ce que je viens de dire sur les causes qui occasionnent la Goutte, soutenu dans cette opinion par celle des grands maîtres que je viens de nommer, il paraît probable que tout traitement qui rendrait à l'estomac le ton qui lui est naturel, au système nerveux sa force et son élasticité, qui détruirait la propriété irritante et corrosive des humeurs viciées produites par les divers systèmes, et qui, en même temps, expulserait ces humeurs rendues bénignes, devrait nécessairement arrêter les accès, rétablir le malade et renouveler périodiquement, prévenir les accès à venir, ou les rendre si peu intenses que le goutteux eût de la peine à s'apercevoir de son mal. Tel est le traitement que j'offre au public. Les substances qui entrent dans sa composition, toutes de nature bénigne, et par là incapables de produire aucun accident grave, jouissent chacune spécialement des propriétés éminentes que je viens d'énoncer, et qui portent leur action sur chacun des organes et systèmes que la Goutte affecte en particulier.

De la combinaison de ces diverses substances végétales résulte un médicament homogène qui, administré dans les accès les plus violents de Goutte fixés soit sur les viscères, soit sur les articulations, change la nature des humeurs qui occasionnent ces différentes douleurs, les expulse, raffermit l'estomac et le système nerveux, et rend en peu de jours le malade à la santé et à ses occupations.

Ce traitement peut être administré dans tous les cas et à quelque période que soit l'accès. Il est aussi salutaire dans les Gouttes remontées que dans celles qui sont fixées aux extrémités. Beaucoup de personnes croient qu'il est dangereux d'administrer des remèdes dans le moment du paroxisme et de la fièvre, et cette opinion vient de ce que l'on confond les fièvres idiopathiques avec celles purement sympathiques, car il est certain que, dans la Goutte, la fièvre n'est que l'effet du désordre occasionné dans l'économie par la violence de l'accès, et qu'en détruisant la cause, qui est l'humeur peccante, l'effet cessera nécessairement.

Tels sont les effets que ce traitement produit. J'entends déjà plusieurs personnes qui, dupes de l'empirisme et de la science un peu en retard pour le traitement de cette maladie, m'objecteront qu'il n'est aucun remède contre la Goutte; qu'il est vrai que la médecine et plus souvent encore l'empirisme sont parvenus à procurer du soulagement à quelques goutteux; mais que ces médicaments administrés à d'autres, et dans les mêmes circonstances, n'avaient que redoublé les douleurs et souvent attiré la Goutte sur des viscères, et occasionné les accidents les plus funestes; enfin, qu'il est reconnu par les médecins que le meilleur remède est de n'en faire aucun.

Ces aveux de la médecine ne prouvent que son insuffisance, et s'ils étaient fondés, ils devraient nécessairement jeter l'alarme et le désespoir dans le cœur des personnes atteintes de cette maladie. Mais il n'en est pas ainsi heureusement; la divine Providence plaça le bien à côté du mal, et le remède à côté de la maladie. La preuve la plus certaine est en ces cures partielles opérées sur certains individus; elles prouvent que lorsqu'on connaîtra bien la nature du mal, qu'on appliquera des remèdes appropriés, cette maladie se guérira comme toutes celles qui ne proviennent pas d'une altération de l'organisation.

Je pourrais citer, à l'appui de mes raisonnements, les cures nombreuses opérées par ce traitement, et, certes, les preuves en seraient décisives et multipliées; mais l'empirisme a tant usé de ces moyens que je craindrais qu'on ne les rétorquât. Je me contenterai de citer quelques cas, en variant l'âge et le degré de l'affection, et je choisirai seulement ceux où la guérison de cette maladie a été plus prompte et plus intégrale.

De tous les essais que la médecine rationnelle et l'empirisme ont fait sur cette maladie, il ne nous reste pas un seul médicament recommandable qui hâte ou qui arrête le cours des accès.

Le traitement que je présente est sans aucun inconvénient : son action est prompte, décisive, mais sans le moindre danger. La combinaison des végétaux qui entrent dans sa composition est telle qu'après avoir changé chimiquement la nature des humeurs, les avoir rendues entièrement bénignes, il en décharge doucement l'économie, mais sans choc et sans occasionner le moindre désordre. Sur tant de personnes à qui il a été administré, il n'en est pas une seule qui en est éprouvé le moindre dérangement; il n'en est pas non plus une seule chez qui il n'ait produit un mieux des plus sensibles si le désordre était tel qu'il fût impossible de la guérir radicalement; il peut être administré dans quelle circonstance que se trouve le malade, et, pour sa réussite, il n'est jamais nécessaire d'observer un régime sévère.

Il est cependant quelques règles auxquelles un goutteux qui tient à éviter les souffrances doit se conformer dans le cours de sa vie. Je vais les lui tracer en quelques lignes : « Il doit d'abord toujours mouiller son vin au moins d'un tiers; s'il fait usage de café, y ajouter le moins de spiritueux possible; éviter de faire un trop long usage de farineux et d'aliments qui, en fermentant dans l'estomac, occasionnent des flatuosités et des aigreurs; faire journellement, sans se fatiguer, assez d'exercice; éviter les pensées chagrines, et se tenir chaudement vêtu en hiver. »

TRAITEMENT

DE LA GOUTTE RÉGULIÈRE.

Comme on vient de le voir dans le tableau de la Goutte, cette maladie affecte deux périodes bien marquées, qui nécessitent deux manières de les combattre.

Dans la goutte régulière, cette affection n'attaque que les extrémités inférieures, et souvent elle borne son siége à l'orteil ou au genou; le retour des paroximes est réglé, ses phases sont éloignées, et quoique les douleurs soient cruelles, la Goutte ne peut être considérée comme générale. Ce n'est que le commencement du drame; ce n'est qu'une diathèse goutteuse, et le traitement le plus simple, avec quelques dispositions préservatrices, en éloignent indéfiniment le retour, ou même en tranchent le cours.

Dans ce cas, le goutteux attendra, pour le traitement, le moment du paroxisme, et alors il fera, avec 2 gros de fleur de tilleul, 8 onces d'infusion aqueuse (de la même manière que se fait le thé). A cette liqueur passée et chaude, il ajoutera 4 cuillerées à soupe de Sirop anti-goutteux, et prendra ce mélange en une fois, le soir en se couchant, et continuera quatre jours de suite de la même manière et à la même heure.

Si le goutteux éprouvait trop de répugnance à avaler la liqueur ainsi préparée; si cette boisson lui occasionnait des vomissements ou même des envies fréquentes de vomir, comme aussi s'il excitait une irritation de l'estomac et des intestins, très fréquente pendant les attaques de Goutte, et quelquefois participant de la constitution même, l'individu, alors, au lieu d'user du Sirop anti-goutteux, comme je viens de le prescrire, le prendrait en lavement, ainsi qu'il suit :

Dans un demi-lavement, formé d'une infusion de tilleul, le goutteux ajouterait deux cuillerées de Sirop anti-goutteux, et prendrait, le soir, en se couchant, un de ces demi-lavements qu'il aviserait de garder au moins une heure, et, le lendemain matin, il en prendrait un second, et continuerait ainsi pendant quatre jours.

Si ces lavements, pratiqués matin et soir, fatiguaient trop le malade, il se contenterait d'en prendre un seul par jour pendant huit jours consécutifs.

Il observera de se tenir bien couvert pendant la nuit. Le jour, il pourra se tenir levé, mais vêtu de laine. Il mangera un peu moins que d'habitude (toute diète trop sévère serait plutôt nuisible que salutaire), il évitera les mets épicés, les aliments farineux non fermentés, le café et les liqueurs spiritueuses, au moins pendant les quatre jours de traitement; comme aussi, pendant ce temps, il s'abstiendra de tout commerce charnel et de toute émotion trop vive.

TRAITEMENT

DE LA GOUTTE ANOMALE.

Lorsqu'au lieu d'une Goutte irrégulière, cette cruelle maladie a envahi tout le tempéramment, *que la cachexie goutteuse prédomine*, que des douleurs vagues se sont montrées dans les différentes parties de l'organisation, et que, dans le cours habituel de ses paroxisme, elle parcourt toutes les extrémités, traînant après elle les douleurs les plus atroces; que des tiraillements de la colonne vertébrale laissent, après qu'ils ont disparu, la gêne la plus cruelle, alors le traitement actif doit être plus vigoureux.

Dès le début du paroxisme, le goutteux prendra, comme il est dit plus haut, quatre cuillerées de Sirop anti-goutteux dans 12 onces d'infusion de tilleul, observant, quant au temps et au régime, les mêmes règles. Il continuera ce traitement tous les jours sans interruption, jusqu'à ce que les douleurs vives aient cessé.

S'il reste quelque douleur vague et que le gonflement ne disparaisse pas entièrement, il n'y a pas de quoi s'alarmer; tout se dissipera en frictionnant ces parties pendant quelques jours avec le liniment suivant :

Huile camphrée.	4 onces,	122 gram.
Huile de Croton tyglyum,	8 gouttes,	5 décigram,
Huile animale de Dippel,	36 gouttes, 1 gram.	9 décig.
Mêlez.		

Le malade frictionnera doucement les parties rhuméfiées et endolories, le soir en se couchant, avec ce liniment, et couvrira les parties frictionnées avec des tissus de laine préalablement chauffés. Il renouvellera ces frictions chaque soir, pendant cinq à six jours, jusqu'à ce que ces parties soient dégorgées et aient repris force et vigueur.

Il est de toute urgence de faire ces traitements actifs toutes les fois qu'il y aura paroxisme. Pendant les premiers temps, la Goutte conservera de son intensité, mais elle cèdera peu à peu, et après quelques traitements le paroxisme diminuera graduellement.

Mais *si la cachexie goutteuse est à son plus haut degré*, si les douleurs sont permanentes et universelles, le mouvement impossible, alors il est de toute nécessité de continuer le traitement pendant un mois consécutif, et sans interruption; ce mois expiré, se reposer une quinzaine de jours, qu'on fera suivre encore d'un mois de traitement.

TRAITEMENT

DES

RHUMATISMES GOUTTEUX.

NÉVROSES, RHUMATISMES AIGUS ET CHRONIQUES.

Dans les Rhumatismes aigus, dans les Rhumatismes goutteux, on suivra le même traitement que pour la Goutte anomale.

Mais dans les Névroses, les Rhumatismes chroniques, souvent très opiniâtres, il faut plus d'énergie dans le traitement, et suivre celui indiqué dans la cachexie goutteuse la plus prononcée.

Durant le traitement, soit pas l'abondance de la transpiration, soit par l'activité donnée à la circulation, si les malades éprouvent un léger sentiment de soif, il est essentiel de ne pas prendre de liqueur froide, mais, au contraire, de l'eau panée, de l'eau d'orge, un bouillon d'herbes ou un bouillon de viande très peu chargé et chaud.

TRAITEMENT PRÉSERVATIF.

Lorsque le paroxime se manifestera sans douleurs, seulement par un peu d'engorgement, alors l'acuité de la Goutte sera vaincue; et, pour éviter toute recrudescence, on fera le traitement une seule fois chaque quinze jours, observant bien de recommencer le traitement actif à la moindre douleur qui se manifestera.

Jusqu'à ce que ce résultat soit obtenu, on doit s'abstenir de tout traitement préservatif, qui serait onéreux et inutile. Il faudra seulement combattre exactement les paroxismes aigus par un traitement actif, et attendre, pour faire le traitement préservatif, que le paroxisme se présente sans douleur.

FIN.

On a tant dit, on répète chaque jour qu'il n'est pas de remède contre la Goutte; les personnes les plus éclairées propagent cette idée avec tant d'opiniâtreté, que, pour les convaincre plus sûrement, je vais citer des lettres avec des noms propres bien connus.

Jamais ces lettres n'ont été sollicitées; c'est le plus souvent en demandant un envoi de sirop que les goutteux croient devoir me dire les bons effets obtenus par ce traitement. Ces lettres, je les donne sans commentaire, ce sont les malades eux-mêmes qui parlent et qui disent et leurs douleurs et la manière avec laquelle mon sirop les a calmées.

Je soussigné, médecin à Marseille, certifie que le sieur Amaudry, rue Barsoti, 33, est atteint depuis longtemps de douleurs rhumatismales, et qu'il n'a obtenu le soulagement que par l'usage du Sirop anti-goutteux de Boubée. Le prix élevé de ce médicament empêche le sieur Amaudry d'en continuer l'usage. Je viens prier M. Boubée de consentir à un rabais que la circonstance exige.

Marseille, le 21 février 1863.

MOUZAC,
Docteur en médecine.

Valenciennes, le 21 juin 1843.

Monsieur Boubée,

Il y a environ douze ans, j'ai été affecté d'un rhumatisme articulaire; j'ai pris quelques bouteilles de votre Sirop anti-goutteux que je me suis procurées chez M. Vandenhouclh, rue de Mons, à Valenciennes. Je m'en suis bien trouvé, j'ai même été huit ou neuf ans sans ressentir cette affection.

Aujourd'hui je me trouve atteint d'un catharre des reins et je viens vous demander si l'usage de votre Sirop pourrait contribuer à le guérir.

J'attends vos conseils et vous salue.

Alexandre FENEULLE,
Fabricant de tuiles, faubourg de Paris,
à Valenciennes (Nord).

Paris, le 26 février 1862.

Monsieur,

Pensant être atteint de rhumatismes, j'ai suivi un traitement de fumigations chimiques. Les trois premières m'ont procuré un grand soulagement, mais par la suite plus j'en prenais et plus je souffrais.

Enfin, cloué dans mon lit avec de grandes souffrances, le médecin m'a déclaré que c'était la goutte et que l'accès que j'éprouvais avait été déterminé par les fumigations.

Un de mes amis m'a apporté une bouteille de votre Sirop qu'il a été chercher à votre dépôt avec le mémoire. J'ai suivi exactement l'ordonnance et aussitôt j'ai éprouvé un bien-être qui m'a permis de quitter ma chambre. Il m'est resté seulement un peu de faiblesse.

Ayez la bonté de m'adresser six bouteilles de votre Sirop contre remboursement.

J'ai l'honneur, etc.

LAMBERT–PACOTTE,
Rue St–Honoré, 69.

———

Villefranche, le 26 avril 1863.

Monsieur,

Le sieur Prompt, huissier, vient de me dévoiler les résultats heureux qu'il avait obtenus contre le rhumatisme goutteux, dont il est affecté, par l'emploi de votre Sirop anti–goutteux.

Atteint d'une affection à peu près semblable, je vous prie de m'envoyer un flacon qui je l'espère produira sur moi un effet pareil.

Agréez, Monsieur, etc.

C. COLVAT,
Receveur des domaines à Villefranche d'Aveyron.

———

Toulon, le 10 juin 1862.

Monsieur,

Expédiez-moi de suite six bouteilles de votre Sirop anti–goutteux par chemin de fer, grande vitesse. Votre remède non- seulement m'enlève rapidement la douleur, mais encore rend mes accès moins fréquents. J'ai suivi votre conseil en prenant du Sirop à la moindre appréhension; — je m'en suis bien trouvé.

Veuillez agréer, Monsieur, etc.

D'ASTEYRAC,
Capitaine de frégate.

———

La Loubière, canton de Najac, le 30 mars 1845.

Monsieur,

Si j'ai jusqu'ici différé le certificat que je vous avais offert, au sujet du sirop anti-goutteux de M. Boubée, ce n'a été que pour mieux me convaincre de ses effets.

Aujourd'hui, cette espèce d'*axiome* qui était en vogue, savoir, qu'il n'existait point de remède spécifique connu contre la goutte, se trouve contredit par l'expérience, et le compositeur de ce remède a eu raison de dire, dans son Mémoire, « que la Providence » a placé le remède à côté du mal. »

Si je l'avais plus tôt connu, j'aurais évité de cruelles souffrances pendant plus de trois ans, car quoique je souffre encore de temps en temps de mon rhumatisme, contre lequel je n'ai pas fait de traitement assez actif et assez prolongé, à raison de mon âge trop avancé, et le mal étant trop invétéré, je suis pourtant assez heureux d'avoir calmé les douleurs atroces de la goutte et d'avoir fait disparaître ses accès avec trois demi-bouteilles de ce sirop. Et j'ai envoyé dernièrement la quatrième à M. le curé de Bors-de-Bar, attaqué d'un rhumatisme goutteux, et il m'a assuré qu'il s'en était bien trouvé.

Il est encore bon de dire que, cette semaine dernière, un de mes neveux, enfant de douze ans, attaqué d'un rhumatisme aigu qui, tout à coup, le rendit immobile pendant plusieurs jours, ne pouvant souffrir qu'on le touchât en aucune manière, et criant sans cesse « que quand bien même on lui couperait à petits morceaux » les jambes et les cuisses on ne lui ferait pas un plus grand mal, » a été, dis-je, guéri en quatre jours, capable de se lever et de marcher, en prenant pendant quatre soirs une cuillerée seulement du sirop anti-goutteux dans six onces d'infusion de fleur de tilleul.

Voyant que le précieux médicament est à peine connu dans cet arrondissement, je pense, Monsieur, sauf meilleur avis, que si vous tenez à l'intérêt de vos concitoyens, et au vôtre, vous ne pouvez guère vous dispenser de le rendre public par la voie du journal, car il est à présumer que plusieurs de ceux qui ont été enlevés de parmi nous, par l'effet d'une goutte remontée, seraient encore en vie si ce remède avait été plus tôt connu.

Je pense aussi que vous ne devez point, à l'avenir, vous trouver dépourvu de ce sirop dont vous avez maintenant le dépôt, car il est très vraisemblable que dans peu de temps on viendra vous en faire de nouvelles demandes.

Veuillez, Monsieur, agréer, etc.

Votre dévoué serviteur,

BERNABÉ, *prêtre retiré.*

Chemensu, le 13 septembre 1832:

Mon cher monsieur,

Votre remède a fait le plus grand bien à un propriétaire de nos environs, M. Lami, propriétaire à Massey, près Lausanne. Craignant que je ne voulusse pas lui en céder, il s'est adressé à un de vos dépôts dans la ci-devant Franche-Comté. Votre Sirop m'a fait merveille; mon estomac va beaucoup mieux; je ne souffre plus que légèrement étant couché; j'attends quelque temps pour compléter ma cure.

Agréez, mon cher monsieur, tous mes sentiments de considération distinguée.

Le prince, Ch. DE ROHAN.

Paris, 18 août 1845.

Monsieur,

J'étais atteint depuis plus de quatre ans d'une goutte dont les progrès sans cesse augmentaient. Après des remèdes, pris sans nombre et sans nul effet, j'ai eu le bonheur d'entendre parler du Sirop anti-goutteux de M. Théodore Boubée, pharmacien à Auch. D'abord arrêté par la crainte de trouver ce qu'on rencontre si fréquemment, à Paris surtout (le charlatanisme), j'ai pourtant cédé au besoin pressant de trouver un remède qui du moins adoucît un mal infernal qui me mettait hors d'état d'exercer ma profession de dentiste; j'étais sans espoir de guérison... O merveilleux!... Bonheur inattendu!... Immédiatement après avoir pris le premier flacon de ce Sirop, je sentis le mal s'affaiblir, je fus soulagé, je revins comme à la vie... J'abrége les détails de ma convalescence; je dirai seulement que quatre flacons et seize jours ont suffi pour me guérir, je crois, radicalement, car il y a plus de cinq mois que je ne ressens pas plus de douleur goutteuse que si je n'en avais jamais éprouvé... Il y a plus, ce remède, que je ne trouve pas le moins du monde désagréable au goût, a donné à mes membres une souplesse, une force nouvelle. Je le dis ici sans autre sentiment que celui de la justice et de la plus vive reconnaissance envers l'auteur du Sirop, c'est à ce remède d'un emploi si simple et si facile que je dois sans doute encore l'existence.

HÉTRU,

Dentiste, rue du Pont-Louis-Philippe, 1.

Gaussaincourt, le 23 décembre 1859.

Monsieur,

Je vous prie sitôt la présente reçue de m'envoyer une demi–bouteille de votre Sirop anti–goutteux, car je souffre horriblement dans ce moment; ainsi ne perdez pas un instant à me l'envoyer. Il y aura bientôt quatre ou cinq ans que je vous fis la demande d'une demi–bouteille, elle m'a guéri entièrement. C'est pourquoi je vous fais la demande aujourd'hui. Seulement, s'il est possible, tâchez de me ménager un peu pour le prix, car le pauvre pour se soulager a bien de la peine, et par conséquent ayez un peu d'égard pour le prix.

Je vous salue,

DINÉ (Auguste),
à Gaussaincourt, canton de Vaucouleurs (Meuse).

30 mai 1843.

Monsieur,

Depuis bien des années j'ai employé à Paris, où je résidais, et toujours avec le même succès, votre Sirop anti–goutteux. En fixant ma résidence à Vailly (Aisne), j'ai voulu continuer l'emploi d'un remède dont ma propre expérience m'avait fait connaître l'efficacité. Ne voulant pas cependant cesser de l'ordonner, je prends le parti de m'adresser *directement à vous*, pour que vous ayez l'obligeance de m'expédier, le plus promptement possible, six demi–bouteilles de votre Sirop.

Vous pourrez tirer à vue sur moi pour le montant de votre envoi.

J'espère être assez heureux pour propager votre remède dans ces contrées et vous faire bientôt de nouvelles demandes.

Recevez,

BAZOT,
Docteur-médecin à Vailly (Aisne).

Hôpital Fauquet à Balbec, le 22 novembre 1858.

Monsieur,

Nous avons en ce moment un de nos malades qui est très souffrant d'une goutte sciatique. Nous avons employé bien des remèdes et il ne trouve pas grand soulagement. Ayant entendu parler de l'heureux succès d'un Sirop de votre composition, M. Gamelin, qui en a fait usage pour lui et qui s'en est trouvé guéri, ce Monsieur, membre de notre commission administrative, m'engage à vous écrire pour vous demander, Monsieur, si vous voudriez bien m'envoyer deux ou trois bouteilles de votre Sirop. Je le désire avec empressement pour soulager ceux de nos chers malades qui seraient atteints de ces cruelles douleurs. J'espère, Monsieur, que vous voudrez bien nous passer cela au plus juste prix.

Recevez, Monsieur, etc.

Sʳ Sᵗ BRUNO, supérieure.

———

Domaine de Bertaut, commune de Ventavon, département des Hautes-Alpes, 26 janvier 1838.

JANSON, *ingénieur des ponts et chaussées en retraite, à Monsieur* Théodore BOUBÉE, *pharmacien à Auch.*

Monsieur,

Agé de 75 ans, attaqué d'un rhumatisme aigu depuis 40 ans, j'ai fait tous les remèdes connus sans qu'aucun m'ait procuré le moindre soulagement, sinon l'usage réitéré et dispendieux des bains thermaux de Digne, qui même n'ont agi que comme palliatif momentané.

L'hiver dernier, j'éprouvai une crise qui commença le 6 décembre 1836, et qui m'a tenu couché plus de trois mois, sans pouvoir remuer aucun membre, et ensuite autant sans sortir pour ainsi dire de ma chambre, et j'en avais gardé les deux jambes enflées, ce qui me gênait prodigieusement et m'empêchait même de marcher, de remuer et d'écrire sans souffrir.

Cette année, vers la fin de décembre, je sentis les précurseurs d'une crise pareille qui se déclara violemment le 7 janvier, pendant que je présidais le comice agricole que j'ai créé à Ventavon. Par hasard, je reçus le même soir votre Mémoire sur le traitement de la goutte, que M. Sylve, libraire à Gap, qui a le dépôt de votre Sirop, m'envoya. Je le lus, et néanmoins je pris encore patience pendant quelques jours. Pris par la main droite au médium, la douleur gagna toutes les jointures de tous les doigts, du poignet, du coude, de l'épaule, de la clavicule et des muscles du col. Je vis que j'allais avoir un paroxisme autant et peut-être pire que celui de l'hiver précédent, alors le lundi 15 j'envoyai un domestique me chercher une demi-bouteille de votre Sirop anti-goutteux à Gap, chez M. Sylve. Il me l'apporta le mardi soir, à neuf heures. Depuis huit jours je ne dormais pas, j'avais perdu l'appétit, j'avais une fièvre dévorante, et déjà la douleur se faisait sentir aux deux genoux et au poignet gauche. Je me couchai et pris sur le champ la première dose de votre Sirop; je dormis de minuit au matin, et fus surpris en me réveillant de ne sentir aucune douleur, sinon lorsque je voulus remuer le bras. Je reposai le mercredi, le jeudi et le vendredi, toutes mes douleurs avaient disparu, ainsi que les enflures des pieds. Je me servis très bien du bras, je pus même écrire. Le mercredi et le vendredi je rendis une effroyable quantité de glaires par en haut et par en bas, et pendant ces quatre jours une quantité prodigieuse de vents; et aujourd'hui je vous écris, Monsieur, sans rien sentir dans le bras, rien autre chose qu'un peu de raideur et d'engourdissement dans les parties qui ont souffert, mais toutefois plus aisément que je ne le faisais précédemment, six semaines ou deux mois après que mes crises étaient passées. Je vous écris, Monsieur, pour vous remercier, pour rendre hommage à la vérité, propager en faveur de l'humanité l'efficacité de votre remède, dont j'ai envoyé chercher sur le champ deux autres demi-bouteilles pour le besoin, et je vous autorise en conséquence à faire de ma lettre l'usage que vous trouverez bon. J'ai même écrit à M. le préfet et à plusieurs de mes connaissances, affligées comme moi, pour leur faire connaître le succès merveilleux que je viens d'obtenir.

Je vous prie d'agréer, Monsieur, avec l'assurance de ma vive reconnaissance, l'hommage que vous méritez comme un des bien-faiteurs de l'humanité, et avec lesquels je vous prie de me croire.

Votre très humble et très obéissant serviteur,

JANSON.

Je vous prie de joindre au premier envoi que vous ferez à M. Sylve deux bouteilles entières pour moi, vous m'obligerez.

———

Preuilly, 15 novembre 1843.

Monsieur,

Il y a neuf ans que je suis atteint de la goutte, et depuis trente mois seulement je fais usage de votre merveilleux Sirop. Que de souffrances je me serais épargnées si j'avais connu votre remède, plus puissant que tous les saints de la légende, car il fait vraiment des miracles, tandis que ceux-ci, tout occupés de la béatitude céleste dont ils jouissent, paraissent oublier l'humanité souffrante ! Aussi je vénère votre précieux anti-goutteux, mais malheureuse-ment je ne suis pas riche et ne puis en faire usage sans imposer des privations à ma famille, et ensuite il est assez difficile de s'en procurer dans notre contrée, vos dépôts les plus rapprochés se trouvant à vingt lieues de cette ville.

J'ai conseillé votre Sirop à plusieurs de mes connaissances qui, comme moi, sont atteintes de la goutte; toutes en ont éprouvé les effets les plus merveilleux; je leur en ai même fait venir plusieurs demi-bouteilles. Pour parer à tous les retards, je me suis décidé, d'après les conseils de mes amis les goutteux, de m'adresser à vous. Veuillez m'en expédier seulement douze fioles, et afin de vous couvrir du prix, je vous autorise à faire traite sur moi, payable à trois mois du jour de l'envoi.

J'ai l'honneur d'être, etc.

CHEVREL,

Principal clerc de M° Alizard, notaire à Preuilly,

Département d'Indre-et-Loire.

Précy-sur-Oise, le 10 janvier 1836.

Monsieur,

C'est au milieu des souffrances les plus horribles de l'infernale goutte que je reçois les renseignements les plus positifs de la cure merveilleuse que votre Sirop a faite sur M. Lafiteau Thesac de Montferrand, pays que j'ai habité pendant près de quatre ans et où j'ai été moi-même témoin des souffrances qu'endurait ce malheureux goutteux, cloué depuis dix ans sur son fauteuil, perclus de tous ses membres, et aujourd'hui, grâce à vous, aussi ingambe qu'à 20 ans, passant ses journées à la chasse.

Jeune encore, j'avais entendu parler des cures opérées par votre Sirop; mais n'étant pas atteint de la goutte, pour moi mal d'autrui n'était qu'un songe.

Je lus par hasard dans la *Quotidienne*, que reçoit un de mes amis, les remercîments que vous adressait M. Lafiteau, et je demandai des renseignements à mon ancien élève, M. Dandrieu fils, de Montferran, qui me donna d'amples renseignements à ma grande satisfaction.

Je m'adresse en conséquence à vous pour avoir ce précieux remède.

Agréez, je vous prie, etc.

ROBERT, curé de Précy.

Maizières, le 4 avril 1860.

Monsieur,

Depuis vingt-cinq ans je suis attaqué de douleurs goutteuses dans toutes les articulations des jambes, des pieds et des bras.

Ayant découvert votre Sirop depuis environ une douzaine d'années, je suis parvenu à calmer toutes mes douleurs, de telle manière que j'ai pu en abandonner même l'usage. Mais depuis ma goutte a repris toute sa vigueur de manière que je me suis décidé à en reprendre usage. Je m'adresse à vous, Monsieur, pour en avoir une petite provision. Veuillez donc, je vous prie, m'en expédier six bouteilles à la réception de la présente, attendu que je suis dans mon lit depuis trois semaines et que je souffre considérablement. Veuillez aussi me dire, je vous prie, où il faut qu'il soit placé pour le conserver intact.

Je suis, en attendant, Monsieur, etc.

Emile CARBILLET,

A Maizières, canton de La Ferté sur Amance,
arrondissement de Langres (Haute-Marne.)

———

Ste-Suzanne, le 6 novembre 1835.

Monsieur,

Il y a 24 ans que je suis goutteux, et surtout depuis 8 ou 10 ans je le suis d'une manière horrible. J'ai tous les ans régulièrement deux attaques, celle d'hiver dure trois ou quatre mois, et pendant ce temps je suis privé de marcher.

Cette attaque devançait de près de deux mois l'époque ordinaire, elle s'annonçait terrible; car, dès le début, j'étais pris de tout le corps, mains, pieds et genoux. Quelqu'un m'avait enseigné votre Sirop, j'en fis usage, et il produisit un effet vraiment surprenant. Au quatrième jour, je pus sortir du lit et quitter ma chambre.

Je l'ai conseillé à plusieurs goutteux; j'ai appris que tous en avaient éprouvé les mêmes effets. Je vous prie de vouloir m'en adresser trois demi-bouteilles.

J'ai l'honneur d'être, etc.

L. DE LESPINASSE.

———

Lorgues, le 18 juillet 1842.

Monsieur,

J'ai reçu avec plaisir la caisse que vous m'avez envoyée, car je vous assure que nous ne pouvons plus rester sans avoir chez nous

3

de votre précieux Sirop; nous sommes cinq qui avons fait le remède, et tous les cinq, grâce à Dieu, en avons éprouvé les mêmes admirables effets, nous nous portons bien. Nous vous faisons passer, comme je vous l'ai promis, ce certificat constatant la vérité. La caisse, à ce qu'il paraît, n'a reçu aucune avarie. Tirez sur moi quand vous voudrez, car je vous assure que c'est un argent que je ne regrette pas.

J'ai l'honneur, etc.

HIPPOLYTE CRUVIER.

Launois, le 10 février 1861.

Monsieur Boubée,

Depuis deux mois je souffre d'un accès de goutte, elle est venue se placer dans les jointures des pieds, des genoux et des coudes, puis elle est venue cinq ou six fois sur l'estomac et m'a fait souffrir des douleurs atroces. Il y avait déjà cinq semaines que je souffrais lorsque j'ai eu connaissance de votre Sirop; j'en ai fait venir quatre demi-bouteilles de chez M. Pelletier, pharmacien à Réthel. J'en pris quatre cuillerées tous les soirs, et au bout de six à sept jours je sentis mes douleurs disparaître et ma goutte se dissiper. Mais les quatre cuillerées prises à la fois me fatiguent, ne ferais-je pas aussi bien d'en continuer plus longtemps l'usage en n'en prenant que deux cuillerées à la fois ? C'est ce que je vous prie de me dire.

Je dois vous dire qu'il y a 20 ans que j'ai ressenti les premiers accès de goutte; pendant les dix premières années je ne souffrais que dans les pieds et les genoux, à cette époque je ressentis un accès qui me tint sept mois au lit et qui me laissa une grande gêne pour marcher.

Recevez, Monsieur, etc.

RICHARD,

Boulanger à Launois (Ardennes.)

Santiago (île de Cuba), le 4 mai 1838.

Monsieur,

Je m'empresse avec grand plaisir de vous faire part du succès que j'ai obtenu avec votre Sirop anti-goutteux. Le 29 décembre

1830, je fus attaqué d'un accès (c'était le dix-septième depuis 1779) ; je restai six mois couché. Je crus ne jamais plus pouvoir me supporter sur les pieds. En juillet, je commençais à me soutenir ; en septembre nouvelle attaque. Je prends votre Sirop ; à la quatrième prise, je peux me lever ; je continue. Quatre bouteilles m'ont mis dans un état tel de santé qu'à mon âge, 71 ans, on considère comme miraculeux. En 1831, je ressentis comme un vent qui circula dans toutes les parties précédemment attaquées : sans nulle douleur, voilà huit ans que je n'ai plus rien ressenti. Je vous autorise à donner à cette lettre toute la publicité possible.

Recevez, etc.

P. DUPIN, négociant.

Perpignan, le 29 septembre 1860.

Monsieur,

Ayant eu beaucoup à me louer de votre Sirop, durant ma carrière médicale militaire, je viens vous prier de vouloir bien m'expédier immédiatement six bouteilles de Sirop anti-goutteux de Boubée, à M. Charles Hortel, directeur de l'usine à gaz à Perpignan (Pyrénées-Orientales), et de faire suivre le remboursement.

Mon père qui a recueilli dans sa longue pratique de si précieux avantages de votre Sirop, l'avait recommandé à mon observation médicale : aussi l'ai-je constamment mis en usage avec confiance, et toujours le plus grand succès a répondu à mes nombreuses prescriptions.

Je suis heureux de pouvoir vous en donner aujourd'hui mon témoignage.

Agréez, Monsieur, l'assurance de mes sentiments distingués.

F. AUBERGE,

Ancien médecin principal des armées,
officier de la Légion-d'Honneur.
Rue de l'ancienne Comédie, à Perpi-
gnan (Pyrénées-Orientales.)

Turin, le 6 mai 1837.

Très honoré seigneur,

Vers la fin de septembre de l'année passée, le hasard me fit tomber sous les yeux un exemplaire de votre Mémoire sur le traitement de la goutte, etc. — Mon aversion à faire usage de remèdes dont la composition m'est inconnue s'opposait à me valoir de celui de votre invention; cependant, un membre de ma famille même, goutteux depuis plusieurs années, et dont le germe a été transmis par le père mort victime de cette cruelle maladie, ayant été attaqué par un accès très alarmant et rebelle à tous les remèdes connus avant le vôtre, m'a enfin déterminé à l'administrer; j'ai, par conséquent, fait usage de l'adresse insérée dans votre Mémoire, de M. Bosilio d'Alexandrie, qui m'a renvoyé à son frère établi dans cette ville, et près duquel il m'annonçait y avoir un dépôt de vos bouteilles. Monsieur, je n'ai pas d'expressions assez vives pour vous marquer les sentiments de reconnaissance de mon malade, ni mon étonnement pour le soulagement immédiat, et pour ainsi dire miraculeux, qui en a été le résultat.

C'est déjà le quatrième accès que j'ai traité avec un égal succès sur la même personne, sans vous parler de celles qui sont étrangères à ma famille, de manière que je suis devenu, à juste titre, le plus grand prôneur de votre précieuse et salutaire invention.

Agréez, Monsieur, mes respectueux compliments et les sentiments de mon admiration.

Votre très humble et reconnaissant serviteur.

Le docteur BELLOC,

Ancien chirurgien-major de l'armée d'Italie, rue Porte-Neuve, n° 6.

Cette, le 16 janvier 1858.

Monsieur,

Je fais usage de votre remède depuis trois ans, j'en suis très satisfait; changeant souvent de résidence, je préfère m'adresser à vous qu'à vos dépositaires ; je vous prie de m'envoyer directement six 1[2 bouteilles, je remettrai les 60 fr. où vous les enverrai.

J'ai l'honneur, etc.

E. BUCHERON.

Bureau du nouveau port, Quai Maritime à Cette.

Hôpital-Fauquet, à Bulbec, 3 octobre 1860.

Monsieur,

Il y a près de deux ans que vous avez eu l'obligeance de m'envoyer quatre flacons de votre sirop anti-goutteux. Ce sirop ayant produit un très bon effet, je désirerais que vous ayiez l'obligeance de vouloir bien m'en envoyer quatre ou six flacons, le plus tôt possible, et j'espère, Monsieur, que vous voudrez bien m'accorder la même concession pour le prix que la dernière fois.

Recevez, etc.

Sʳ Sᴛ-BRUNO, supérieure.

Saint-Malo, le 19 mars 1837.

Monsieur,

D'après vos conseils j'ai attendu le retour du premier paroxisme goutteux et de suite j'ai fait usage de votre précieux remède (19 novembre 1835). Accès d'abord au genou et cheville du pied, puis la main, le coude et l'épaule du bras droit.

Dès la seconde prise j'étais soulagé, la troisième et quatrième firent le reste ; plus de souffrances aiguës, tout était dissipé.

Le traitement ne m'a donné aucune transpiration sensible ; mais il a tué le mal comme avec la main. Rien n'est surprenant comme votre merveilleux spécifique. Il agit comme par magie.

Comme je viens de vous l'assurer, le Sirop anti-goutteux a obtenu sur moi de si merveilleux effets sans provoquer de transpiration sensible, tandis que deux personnes à qui je l'ai conseillé, et qui en ont obtenu d'aussi bons effets que moi, ont tellement transpiré qu'elles ont imbibé et traversé leur matelas de sueur. Sans autre intérêt que l'humanité, j'ai déjà bien fait des prosélytes, qui, sans mon exemple, n'auraient osé chercher leur salut dans votre merveilleux spécifique.

Agréez, etc.

J. ROCHERBET père,

Ancien courtier de commerce.

———

Sausselange, le 17 novembre 1834.

Monsieur,

L'usage que j'ai fait et que je continue de faire de votre Sirop anti-goutteux m'a si fort satisfait et soulagé malgré mon grand âge (78 ans), que je vous prie de m'en envoyer une nouvelle provision. Je crains d'être pris au dépourvu.

La goutte irrégulière qui m'oppresse se reproduit tantôt tous les deux, tantôt tous les quatre mois.

D'après votre avis, j'ai fait usage de votre remède quatre jours de suite, et après la quatrième prise j'ai toujours été débarrassé de mon ennemie. J'ai été, depuis la première prise, dans une transpiration continuelle et abondante. Je me suis levé le deuxième jour tandis qu'avant j'étais obligé de garder le lit deux et souvent quatre mois consécutifs.

Deux accès se sont manifestés depuis; je n'ai eu besoin que d'un seul jour de traitement pour les enrayer d'une manière absolue.

Recevez l'expression de ma vive reconnaissance.

GERLE, *avocat*

———

Séez (Orne), ce 1er mai 1836.

Monsieur,

Veuillez que je vous fasse connaître les effets que j'ai obtenus de l'usage de votre Sirop anti-goutteux.

J'eus la première attaque le mois de septembre 1804. (Suit la narration progressive de la maladie et l'insuccès des traitements jusqu'en 1834.)

En 1833, comme les années précédentes, j'eus un accès de goutte des plus violents ; la goutte était répandue dans tout mon corps, les muscles du dos, du thorax, les vertèbres, l'os sacrum ; je ne pouvais ni me lever ni me coucher, et il fallait pendant six mois quatre hommes pour me remuer

En 1834, je pris quatre cuillerées de ce Sirop, et je n'eus pas d'accès. C'est la première fois depuis vingt ans que cet accès manqua.

En 1835, je fus violemment pris de tous mes membres, et je passai la nuit du 28 janvier dans les souffrances les plus horribles. Le soir, je pris le Sirop, ce qui ne les calma pas ; mais le matin, à ma grande satisfaction, les douleurs cessèrent ; ma fille entra et je lui demandai mon thé au lait ; elle me crut en délire. Cependant avec son aide, je me levai. Je pris encore le soir la dose de Sirop, et toutes mes douleurs disparurent ainsi que l'engorgement. J'ai voyagé toute l'année 1835 sans douleur et sans gêne, et même sans avoir d'autre attaque. Je me trouve extrêmement heureux de votre découverte.

Recevez, etc.

Signé, PETIT-HOMME.

St-Etienne, le 22 mai 1857.

Monsieur,

Ayant fait usage depuis environ cinq années de votre sirop anti-goutteux et me trouvant bien de l'essai, comme en m'adressant à vous, je sais qu'au lieu de 12 fr. que m'a coûté la demi-bouteille, elle ne m'en coûtera que dix ; je vous prie de m'en envoyer six par la voie la plus convenable, et je vous en ferai passer le montant par un bon que je vous enverrai aussitôt la marchandise reçue.

J'ai l'honneur, etc.

ROUSSET.

Place de la Pareille, n° 7, à St–Etienne (Loire).

Montpellier, le 21 novembre 1860.

Monsieur,

En avril dernier vous eûtes l'obligeance de m'envoyer une caisse de votre sirop anti-goutteux, que j'ai reçu en temps et lieu. Un de mes amis d'une localité voisine auquel j'ai fait connaître sa bonté et son efficacité en a fait lui-même usage et en a éprouvé les bons effets ordinaires. Il désire en acquérir quatre flacons. S'il vous convient de me faire cette petite expédition au même prix et conditions, vous pouvez me l'adresser dès la présente reçue avec avis d'expédition et vous couvrir sur moi du montant à votre gré.

MAZARS.
Rue des Balances, n° 9.

Bône (Algérie), 24 mai 1860.

Monsieur,

Ce que j'avais entendu dire de votre Sirop anti-goutteux avait éveillé en moi le désir d'en faire usage, et j'eusse dû le faire plus tôt. Atteint d'un rhumatisme goutteux depuis 1849, les divers traitements que j'employais ne calmaient que très difficilement les douleurs que je ressentais chaque année. J'eus occasion, l'an dernier, de faire prendre par un de mes amis, qui habite votre département, trois demi-bouteilles de votre excellent Sirop et je suis heureux, Monsieur, de vous dire le bien qu'il m'a fait. — Les crises sont devenues moins fréquentes, les douleurs très supportables, et enfin je dois dire qu'il m'a été possible de me livrer à mes occupations sans interruption, là où je restais quelquefois de 20 à 30 jours alité.

Merci donc à vous, Monsieur.

Je prie par ce courrier M. Michel Barthélemy, négociant à Marseille, de vous demander trois demi-bouteilles de votre sirop anti-goutteux, je vous serai obligé de n'apporter aucun retard dans cet envoi.

Veuillez, etc.

L. HAMUS,
Chargé de la comptabilité à la mairie de Bône.

Barneville-sur-Mer, le 5 mai 1858.

Monsieur,

Je croirais manquer à tout sentiment de reconnaissance si je ne vous témoignais les bienfaits de votre spécifique anti-goutteux, dont j'ai eu occasion de faire emploi dernièrement. Dès la réception de votre honorée du 14 avril dernier, j'ai commencé le traitement qu'elle prescrivait, et dans les quinze jours qui ont suivi, j'ai consommé les deux demi-bouteilles que j'avais fait venir de Paris. L'effet de votre Sirop a été presque instantané; en effet, dès le premier jour, je me suis comme par enchantement soulagé de mes souffrances, j'ai pu dès le deuxième jour monter dans ma chambre et les jours suivants prendre de l'exercice dans mon jardin.

Les douleurs m'ont abandonné, votre Sirop n'a pas excité chez moi la moindre transpiration, ce que j'attribue à la grande maigreur que m'ont causée quatre mois de grandes souffrances. Mon appétit est bon et suivi d'une digestion facile; j'espère que la belle saison verra compléter ma guérison.

Agréez, je vous prie, l'expression de ma reconnaissance.

GERVAIS,

Capitaine au long cours.

Madrid, juillet 1858.

Monsieur Boubée,

Mon oncle don Fermies de Kero et don Manuel Ruis, habitant la ville de Forcuna, dans la province de Jaen, font usage, depuis quelques années, du Sirop anti-goutteux découvert par vous et ont grâce à lui recouvré leur santé et leurs forces d'une façon remarquable, de telle sorte qu'ils sont fort heureux, ainsi que leurs familles, d'être débarrassés d'un mal cruel, puisque par une dose seulement leur douleur a disparu sans reparaître de longtemps. Aussi vous demandent-ils de leur envoyer à l'adresse de M. Calderon, pharmacien, rue du Prince, à Madrid, douze bouteilles de votre Sirop anti-goutteux.

Salutations.

DAMIAN QUERO DIAS.

Apt, le 6 août 1860.

Monsieur Boubée,

Votre brochure intitulée *Mémoire sur le Traitement de la Goutte et des Rhumastismes aigus et chroniques* m'est tombée sous les yeux. Plusieurs personnes m'ont parlé des bons effets de votre Sirop anti–goutteux. Désireux moi–même d'en connaître l'efficacité, je vous prie, Monsieur, de vouloir bien m'en expédier une demi-bouteille contre remboursement.

Dans cette attente, j'ai l'honneur de vous saluer.

GIRARD,

Horloger, rue des Marchands, 23, à Apt (Vaucluse).

———

Villefranche de Rouergue, le 6 mai 1860.

Monsieur Boubée,

J'ai l'honneur de vous prier de m'adresser le plus tôt possible deux bouteilles de votre Sirop anti–goutteux et je vous ferai passer le montant par la poste ou comme vous l'entendrez.

Je vous dirai que je n'ai eu qu'un accès sans importance au mois de février dernier, c'est-à-dire à l'orteil; et une seule prise de votre Sirop a suffi pour l'enrayer.

Agréez, Monsieur, etc.

PINEU,

Commissaire de surveillance administrative des chemins de fer à Villefranche (Aveyron).

———

Apt, le 11 octobre 1860.

Monsieur Boubée,

L'emploi de la demi-bouteille de votre remède anti-goutteux sur une personne atteinte de rhumatismes aigus et chroniques ayant produit de bons effets, je vous prie, Monsieur, de vouloir bien m'expédier encore deux demi-bouteilles de ce médicament pour la même personne, afin d'en compléter la guérison, et deux autres demi-bouteilles dont l'une est destinée pour une personne qui veut essayer de ce remède et l'autre pour être envoyée en Amérique à Rio de Janeiro. Celle-là doit être employée par une personne de notre connaissance à laquelle nous nous intéressons beaucoup et qui, pour le bien de l'humanité, demande un prompt rétablissement. C'est une religieuse de notre ville, qui a pris à tâche de consacrer sa vie au soulagement de la misère, et malheureusement son dévoûment à cette œuvre la paralyse dans ses projets.

Nous vous serions reconnaissants, en nous expédiant ces quatre demi-bouteilles, si vous aviez la bonté de joindre dans cet envoi deux ou trois de vos traités, pour donner connaissance à d'autres personnes de l'emploi bienfaisant de votre Sirop anti-goutteux dont bien des personnes souffrantes ignorent l'efficacité.

Dans cette attente, recevez, etc.

GIRARD,

Horloger, rue des Marchands, 21, à Apt (Vaucluse).

Barneville-sur-Mer, le 16 janvier 1864.

Monsieur,

Le bien que j'ai éprouvé de l'usage de votre Sirop anti-goutteux a dépassé de beaucoup mon espoir, car les crises atroces que j'éprouvais avant d'en faire usage sont devenues des douleurs très supportables, au point qu'auparavant j'étais réduit à garder le lit tous les ans quatre à cinq mois consécutifs et incapable d'exercer mes fonctions et de vaquer à mes affaires; maintenant il est rare que je sois réduit à garder le lit même deux jours de suite. Ce mieux opéré par votre précieux Sirop m'engage à vous prier de m'adresser le plus tôt possible six bouteilles que vous me ferez parvenir par la voie ferrée. Pour le paiement de cet envoi je vous autorise à faire traite sur moi. J'y ferai honneur aussitôt qu'elle me sera présentée.

Agréez, etc.

A GERVAIS,

Capitaine au Long-Cours, à Barneville-sur Mer (Manche).

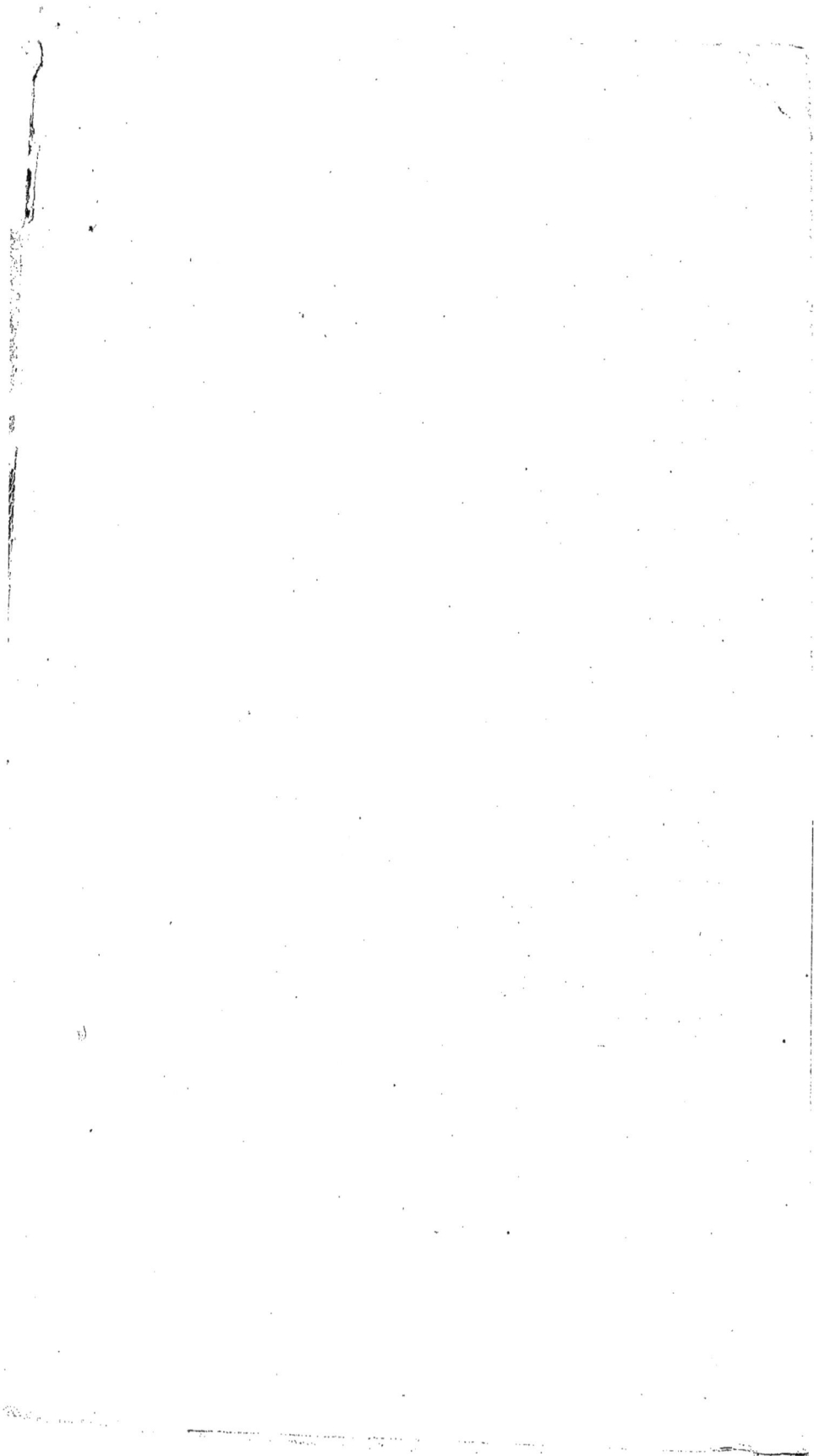

Extrait de la Gazette des Hôpitaux du 15 avril 1847.

DE LA GOUTTE. — De son traitement par le Sirop anti-goutteux de Boubée.

La santé, disait St-Evremond, vaut mieux que l'empire du monde : aussi, guidé par ce sage précepte, et quoique exilé de sa patrie avec un revenu médiocre et une constitution fort délicate, ce philosophe sut se préserver des maladies, et prolonger jusqu'à une vieillesse peu commune des jours paisibles et doux, que nulle peine, que nulle inquiétude n'ont jamais traversés.

Combien peu d'hommes savent ainsi régler leurs passions et se pénétrer des avantages de la sobriété, de la sagesse et de la modération ! C'est aussi à l'infraction de ces lois hygiéniques qu'il faut attribuer les maladies chroniques qui affligent l'espèce humaine.

La Goutte tient le premier rang parmi ce genre de maladie, et sa *résistance* à tous les remèdes vantés jusqu'à ce jour pour la combattre l'a placée au rang des maladies incurables. Faut-il croire à ce préjugé de l'incurabilité de la Goutte? Nous ne le pensons pas. C'est au médecin à faire tous ses efforts pour découvrir la véritable cause du mal et chercher le remède pour en procurer la guérison radicale.

Il doit être pénétré de l'exactitude de cette pensée, consignée dans la préface des œuvres de Sydenham : « qu'il n'y a point de maladie incurable en soi. La nature, dit-il, renferme dans son sein les remèdes convenables à nos maux; et si nous ne guérissons pas les maladies qui sont réputées incurables, c'est que nous n'en connaissons pas la cause. Ainsi, ce n'est pas la faute de la médecine, c'est celle du médecin.»

Pénétré de cette idée, nous avons pensé qu'il était de notre honneur et de notre devoir de chercher à effacer la Goutte du catalogue des maladies incurables. Nous sommes persuadé qu'il n'est pas impossible d'y réussir par un travail patient et des méditations forcées et redoublées sur les opérations de la nature et les effets du remède.

Une observation attentive de cette cruelle maladie ne nous permet plus de douter que sa cause ne réside dans la peau, et ne provienne de la diminution de la transpiration insensible. En effet, cette partie du corps humain, devenue dure et ridée par le penchant de l'âge, ou obstruée par les écarts de régime qui procurent la Goutte, ne donne plus naissance à cette excrétion habituelle qui, retenue peu à peu, circule bientôt avec le sang et les autres liqueurs, se mêle avec la lymphe que la nature fait couler dans les articulations, et cause cette vive douleur que nous appelons la *Goutte.*

Les pieds sont, pour l'ordinaire, le premier théâtre de ce mal, parce que les conduits de cette lymphe y sont plus ouverts et en plus grand nombre.

La proposition que je viens d'avancer puise son évidence dans les observations de Sydenham sur la Goutte; observations d'autant plus exactes et plus utiles qu'elles ont été faites par ce célèbre médecin, atteint lui-même de la goutte; et dans les expériences de Sanctorius sur l'insensible transpiration. Le livre *De statica medicina* de cet auteur semble avoir été composé exprès pour dévoiler la cause de ce mal.

Si la théorie nous avait donné la conviction que la cause de cette affection était dans la suppression ou diminution de la transpiration insensible, le puissant effet du Sirop anti-goutteux de Boubée, que nous avons pu observer dans les accès les plus violents de cette maladie, nous a encore persuadé que la cause que nous avions soupçonnée semblait être incontestable. Cette préparation anti-goutteuse paraît avoir une action constante et active sur la peau, et porter sur cette membrane une modification telle qu'après avoir instantanément calmé la douleur, elle la dispose à une diaphorèse si intense et si continue que l'accès est subitement arrêté dans son développement.

Ainsi, dans cette circonstance, les effets du remède viennent confirmer la cause présumée.

Entrons maintenant dans quelques détails sous le point de vue théorique, et nous verrons plus tard, en observant les malades soumis à l'usage du Sirop anti-goutteux, que cette préparation contre les accès de goutte tient surtout à la modification vitale qu'elle détermine dans la peau, et dont l'effet presque constant est de réveiller la transpiration insensible.

Nous ne placerons donc pas la goutte dans la tête, comme Fernel, ni dans l'estomac, comme Sydenham, ni dans la composition de certains levains, comme Willis, etc., mais bien dans la peau, dont les ouvertures sont rétrécies et la transpiration insensible diminuée. « Sanis si a somno sudor frigidiusculus accidat minus justo perspirant, et temporis progressu fiunt podagrici. » (Sanct., aph. 69, sect. 4.)

L'étude anatomique de la peau nous montre cette membrane percée comme un crible de plusieurs petits trous qu'on appelle pores. Ils sont de deux espèces; les uns, appelés absorbants, par lesquels s'insinuent l'eau dans le bain, le mercure dans les frictions; les autres sont excrétoires, et sont destinés à donner issue aux matières qui sortent par l'habitude du corps et par sa surface. Ces derniers pores se subdivisent en sudorifères et perspirables. Les premiers donnent issue à la sueur, les autres à la matière de l'insensible transpiration, que nous appellerons désormais perspiration. Les sudorifères sont grands et ouverts, mais en petit nombre; les perspirales sont très petits, mais infiniment multipliés: aussi la somme de leurs petites évacuations insensibles surpasse celle de la sueur, ce qui a fait avancer par Noguer qu'un corps qui sue perd moins de son poids que celui qui transpire. Cette proposition a été prouvée de la manière la plus évidente par la balance de Sanctorius.

On peut prendre une idée de la réalité de cette perspiration par les trois expériences suivantes:

La première est indiquée par Verrheven (page 137, *In Suppl. anatom.*), où il dit: un doigt quoique bien lavé et essuyé, qui touche une écuelle d'étain ou d'argent récemment fabriquée, y laisse une tache qui ne peut venir que de la matière de l'insensible transpiration, et comme elle est volatile, elle s'évapore d'abord, et la tache disparaît.

La seconde est indiquée par Noguer dans sa préface. Il conseille de mettre un bras nu dans un vase de verre, et d'attacher une peau, d'une part à l'ouverture du vase, et de l'autre au bras, de manière que rien ne puisse s'exhaler; on verra bientôt le vase couvert d'un nuage, et peu après la matière distiller goutte à goutte au fond.

Voici la troisième, et la plus noble expérience indiquée par Winslow dans son exposition anatomique, tome III, n° 59. J'ai trouvé, dit-il, il y a très longtemps, la manière de rendre la perspiration sensible à la vue, depuis la sortie des pores jusqu'à plus d'un demi-pied de distance. Ce moyen, dont je fis mention dans une thèse imprimée à Copenhague, est de regarder l'ombre de sa tête ou celle d'une autre personne sur une muraille blanche dans un beau soleil, principalement en été; alors on voit très distinctement l'ombre d'une fumée volante qui sort de la tête et monte en haut, sans que l'on s'aperçoive de la fumée même.

Hippocrate, ce grand observateur, n'a pas ignoré la perspiration, I. *De alim.*, sect. 4, p. 51, il dit: les corps ouverts sont propres à la perspiration; plus elle est abondante, mieux ils se portent. Les corps serrés sont peu disposés à la perspiration; moins ils perdent plus ils sont malsains.

Ainsi, ce rare génie a voulu nous faire entendre, par ces deux textes, que la perspiration était pour ainsi dire un thermomètre de la santé et de la maladie, et dont l'abondance ou la diminution indiquait la bonne ou la mauvaise santé.

Après avoir établi l'existence et la réalité de la transpiration insensible, il nous reste à démontrer de quelle manière sa diminution ou sa suppression peut donner naissance à la Goutte.

La matière de la perspiration est si abondante dans l'état naturel qu'elle surpasse toutes les autres évacuations unies ensemble. *Perspiratio sola solet esse longe plenior quam omnes sensibiles simul unitæ.* (Sanct., aph. 4, sect. 1.)

De huit livres d'aliments, par exemple, que nous prenons, cinq s'en vont par la perspiration, et trois par les évacuations sensibles. (Sanct., aph. 6.) Ce fait est approuvé par la balance.

Ces expériences de Sanctorius ont mis à découvert la cause d'une infinité de maux, et ouvert une source féconde d'indications justes et salutaires. Baglivi regardait cette découverte de la transpiration insensible comme plus utile à la médecine que celle de la circulation du sang. La première a fait d'excellents physiologistes; l'autre est capable de faire de bon praticiens. Il ajoutait que désormais c'était sur ces deux découvertes que devait rouler la théorie de la médecine comme sur deux pôles.

Si nous considérons la matière de la perspiration, nous trouvons qu'elle est d'une nature saline. C'est ce qu'exprime l'aph. 10, sect. 4 de Sanctorius: *Acrimonia perspirabilis retenti*, etc.

On peut s'assurer que la matière qui transpire est plus ou moins saline en appliquant sa langue sur une partie de la peau du corps qui n'a pas été lavée depuis longtemps.

C'est, du reste, à la présence de cette matière saline que nous devons rapporter cette inquiétude, cette espèce de démangeaison que nous sentons à la peau, lorsque nous portons longtemps la même chemise.

On sait que, après l'âge de quarante-cinq à cinquante ans, la perspiration est moindre que dans la jeunesse ou l'âge mûr; que chez les vieillards, le peau durcit et se ride; aussi Hippocrate avait bien observé que c'était à ce changement dans les fonctions de la peau qu'il fallait rapporter la cause des maladies qui sont l'apanage de la vieillesse, parmi lesquelles il plaçait la Goutte.

C'est, en effet, dans la rétention de cette matière de la perspiration que le vieillard semble favoriser encore par l'inaction, l'intempérance et l'abus des plaisirs vénériens, qu'on trouve la cause de la Goutte et des autres maux qui l'atteignent.

Ainsi, l'expérience prouve que la Goutte attaque ceux qui ont cessé les exercices auxquels ils s'étaient livrés pendant leur jeunesse.

Les individus d'une corpulence humide, lâche et molle, parce que, d'après Sanctorius, ce sont ceux qui transpirent le moins;

Les jeunes gens qui ont prématuré leur vieillesse par les excès immodérés de Vénus. En effet, selon Sanctorius, cet exercice immodéré supprime ordinairement le quart de la perspiration;

Ceux qui mangent à toute heure; parce que, après le repas, la perspiration languit pendant quatre heures;

Ceux qui boivent beaucoup de vin et des liqueurs spiritueuses, puisque l'expérience établit que l'usage immodéré du vin supprime la perspiration.

Ceux qui se mettent après à boire de l'eau pure, comme l'atteste Sydenham, par sa propre expérience; c'est une conséquence de ce que dit Sanctorius, que la boisson de l'eau supprime la perspiration.

Si l'on a bien compris ce qui précède, ont doit être convaincu que la diminution, et surtout la suppression de la transpiration insensible, est la seule et unique cause de la Goutte.

Maintenant, diront les goutteux, votre théorie peut être vraie; elle en a du moins l'apparence; mais la pratique vient-elle confirmer votre opinion, et avez-vous trouvé le remède qui doit calmer la douleur et rappeler la fonction de la peau supprimée, cause unique, selon vous, de la Goutte?

La découverte est faite, et quoiqu'il soit pénible pour l'homme de l'art d'user d'un remède secret, il ne doit pas méconnaître l'efficacité d'une préparation pharmaceutique due à un pharmacien fort estimable. Il est sans doute fâcheux que la formule ne soit point connue; mais nous avons lieu d'espérer qu'un jour M. Boubée n'en fera peut-être plus un mystère.

Quoi qu'il en soit, nous qui avons tant de fois expérimenté ce remède, nous pouvons affirmer qu'aucun n'a rempli aussi bien notre but et n'a mieux confirmé la théorie sur la Goutte que nous venons de développer.

Cette préparation, administrée au début d'un accès de Goutte, en enraie la marche avec une rapidité merveilleuse. Son premier effet est de calmer instantanément la douleur; et celle-ci arrêtée sans danger, il s'établit aussitôt une douce transpiration qui termine la crise de l'accès. Ce que cette préparation a de remarquable, c'est de ne fatiguer nullement le malade; aussi elle nous a paru supérieure à certaines pilules qui, n'agissant que comme moyen perturbateur, produisent constamment des selles si abondantes que le malade en est, pendant quelques jours, péniblement impressionné. Pour nous, qui avons suivi les effets de cette préparation sirupeuse chez les malades qui, sur les conseils de l'inventeur, nous ont appelé pour les diriger convenablement, nous pouvons affirmer que ce médicament a véritablement quelque chose de spécifique contre la Goutte.

Déjà plusieurs praticiens fort recommandables, tels que MM. Andral, Velpeau et Leroy-d'Etiolles, l'ont prescrit avec succès, et lui donnent la préférence sur toutes les autres préparations connues.

Les goutteux, selon Sydenham, sont gens d'esprit et de bon sens;

aussi, l'innocence du remède que nous proposons les obligera à en faire l'essai, et le succès à le continuer.

Dans l'impuissance où se trouvait le médecin pour combattre d'une manière certaine cette cruelle maladie qu'on nomme la Goutte, nous avions été obligé d'avoir recours au sirop anti-goutteux de Boubée. Ce ne fut pas d'abord sans quelque répugnance; mais que dire au malade qui est proie aux douleurs atroces de cette maladie, et qui vous demande, sinon une guérison, du moins un soulagement qui lui permette quelque repos? Dans une pareille occurrence, nous ne balançâmes pas à prescrire à un goutteux retenu dans son lit depuis trois jours le sirop de Boubée, avec la même confiance que nous avions prescrit quelquefois le sirop de Désessart dans le croup ou le sirop de Fernel dans les irritations de poitrine, avec la disposition bien arrêtée d'en étudier et d'en bien observer les effets.

Notre premier essai fut miraculeux, et, quoique ignorant nous-même la composition de ce sirop, ce qu'il était inutile de dire au malade, nous eûmes auprès de lui tous les honneurs de la guérison. Dès ce moment nous résolûmes de suivre les effets thérapeutiques de cette composition, et nous n'eûmes qu'à nous en louer chez un grand nombre de goutteux.

Le dépôt de cette préparation étant à la pharmacie de la rue Dauphine, 38, nous résolûmes d'avoir quelques renseignements sur la composition de ce médicament. Notre curiosité fut satisfaite (curiosité bien naturelle à un médecin obligé de prescrire un remède), car nous pouvons affirmer que nous rencontrâmes dans l'inventeur, M. Boubée, qu'il nous fut possible d'entretenir un instant, tous les renseignements qui pouvaient nous diriger dans l'administration de cette préparation. Nous conseillerions donc à nos confrères qui auraient quelque éloignement à prescrire un remède qu'on appelle secret à nous imiter, et, nous en sommes convaincu, ils trouveraient auprès de M. Boubée la même bienveillance et le même désintéressement.

D'après ce qui précède, nous n'avons plus marché dans les ténèbres, et nous avons pu augmenter et diminuer la dose du sirop, selon les circonstances et le degré d'acuité de l'accès. Nous pouvons affirmer que dans plusieurs cas où nous avons réglé, sans la moindre crainte, la dose du sirop sur l'intensité du paroxysme, nous avons obtenu des succès remarquables et la conviction qu'il existe quelque chose de spécifique dans cette composition : cette propriété serait inhérente à deux substances végétales qui forment la base principale de ce médicament, et dont les effets thérapeutiques n'avaient point encore été étudiés dans leur action sur la Goutte.

Nous ne rapporterons point les faits nombreux que nous avons recueillis et qui confirment l'efficacité de cette préparation; nous ne voulons, nous médecins, autre chose que recommander à nos confrères un médicament dont nous avons observé les puissants et salutaires effets dans une maladie contre laquelle les plus grands praticiens, martyrs de cette affection, n'ont donné que des préceptes vagues et incertains, et aucune médication énergique pour en combattre les cruelles manifestations.

L'action prompte et sûre de ce sirop pourrait peut-être retenir quelques praticiens timorés dans son administration; mais l'expérience nous permet d'assurer que cette crainte est vaine, car jamais nous n'avons observé aucun de ces effets violents que certaines pilules dites antigoutteuses ont produits quelquefois.

Nous ajouterons, en terminant cet article, que dans deux cas où nous

4

avons rencontré des malades dociles et qui n'avaient pas perdu le souvenir de leurs souffrances, en combattant régulièrement les accès dès leur apparation même, et soumettant les malades à des soins hygiéniques continués avec persévérance, nous avons vu les paroxismes ne paraître qu'avec une faible intensité et à des distances si éloignées que le malade s'était considéré quelquefois comme guéri. Malheureusement cette affection vitale lui démontrait encore par intervalles, et après quelques infractions aux préceptes prescrits, qu'elle était en puissance et toujours prête à le punir de son intempérance.

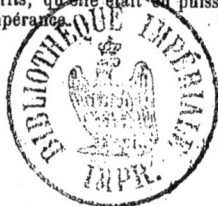

FIN.

Adresser les demandes directement à M. Boubée, inventeur et seul propriétaire breveté S. G. D. G., à son domicile, à Auch (Gers).

www.ingramcontent.com/pod-product-compliance
Lightning Source LLC
Chambersburg PA
CBHW071325200326
41520CB00013B/2865